PRÉCIS

DES

MOYENS DE SECOURIR

LES

PERSONNES EMPOISONNÉES

par les Poisons corrosifs.

Extraits de l'Ouvrage des *Contre-poisons de l'Arsenic, du Sublimé corrosif, du Vert-de-gris & du Plomb, &c.* de M. NAVIER, Conseiller-Médecin du Roi pour les Épidémies à Châlons-sur-Marne, &c.

Par M.rs *NAVIER fils, Docteurs-Régens des Facultés de Médecine de Paris & de Reims, de l'Académie des Sciences, Arts & Belles-Lettres de Châlons-sur-Marne, &c.*

A PARIS,

DE. L'IMPRIMERIE ROYALE.

M. DCCLXXVIII.

AVANT-PROPOS.

LES moyens propres à rendre l'existence aux noyés, aux personnes frappées subitement d'asphyxie, suffoquées par la vapeur du charbon, par celle des liqueurs en fermentation, &c. ont paru des découvertes si intéressantes pour l'humanité, que l'État les a publiées à ses frais, & a voulu les mettre en quelque forte dans les mains de tout le monde. Il est certainement aussi essentiel de connoître les remèdes capables de sauver la vie aux personnes empoisonnées par des Poisons corrosifs, & de les arracher aux tourmens auxquels ils font en proie; car les suites de ce genre de malheur font encore plus affreuses, & la multitude des causes qui y donnent lieu, sans que l'on puisse souvent s'en garantir, les rendent plus fréquens & plus inopinés. En effet, le danger d'une rivière, d'une pièce d'eau

en général, eſt expoſé aux yeux de tout le
monde ; il n'y a qu'une témérité inconſi-
dérée, une mal-adreſſe exceſſive, ou enfin
un deſſein formel d'attenter à ſa vie, qui
puiſſent y faire trouver la mort. Mais il n'en
eſt pas de même des empoiſonnemens, les
cauſes en ſont preſque toujours imprévues,
& c'eſt au moment où l'on eſt dans la
plus grande ſécurité qu'ils arrivent. Chaque
particulier a chez lui des inſtrumens deſ-
tinés à ſon utilité, & qui deviennent par
la plus légère inattention des cauſes d'empoiſonnement. Tels ſont entr'autres les
vaiſſeaux de cuivre, que leur ſolidité &
leur peu de prix ont rendu ſi communs.

La multitude des faits d'empoiſonnement réunis dans l'Ouvrage des *Contre-*
poiſons (a), prouve combien un Médecin

______

(a) Cet Ouvrage qui a pour titre : *Contre-poiſons*
de l'Arſenic, *du Sublimé corroſif*, *du Vert-de-gris*
& du Plomb, *&c. deux vol. in-12*, ſe trouve, ainſi
que le *Précis*, à Paris, chez M. *Navier* le jeune,
Docteur-Régent de la Faculté de Médecine, rue
Sainte-Croix de la Bretonnerie, vis-à-vis celle

attentif & observateur peut en recueillir dans le cours d'une longue pratique. Déjà le Gouvernement s'est occupé des moyens d'en diminuer le nombre, en rendant une Déclaration pour proscrire certains vaisseaux d'un usage dangereux ; mais il existe encore, même dans les objets soumis à l'administration publique, beaucoup d'autres abus qui sont aussi des causes d'empoisonnement ; tels sont la vente de l'arsenic dans le commerce *(b)*, la manière dont se délivre le sel dans les Greniers à sel *(c)*, les permissions que l'on accorde à des

---

de l'Homme-armé ; la veuve *Méquignon*, Libraire, rue de la Juiverie en la Cité ; *Didot* le jeune, Libraire, quai des Augustins ; *Méquignon* l'aîné, Libraire, rue des Cordeliers.

(b) Il est prouvé dans le même Ouvrage *(tome I, page 141 & suiv. tome II, pages 28 & 31)* que l'arsenic n'a aucune utilité réelle en France, & que la proscription absolue de ce demi-métal éviteroit un très-grand nombre d'empoisonnemens meurtriers.

(c) Ibid. *tome I, page 282 & suiv.*

Charlatans pour vendre & diftribuer publiquement des compofitions vénéneufes & meurtrières, fous des prétextes faux & fpécieux *(d)*. L'attention & la prévoyance du Miniftère, concernant tout ce qui intéreffe le bien - être & la confervation des citoyens, donnent lieu d'efpérer la profcription prochaine de ces abus.

Mais on ne peut fe diffimuler, même en fuppofant cette heureufe réforme établie, que l'inattention & l'imprudence des particuliers pourront, dans tous les temps & dans tous les pays, donner lieu à des accidens funeftes auxquels on n'apportera jamais des fecours trop prompts ni trop efficaces.

C'eft d'après ces confidérations que l'Académie de Châlons - fur - Marne, ce Corps de Savans, toujours animés d'un zèle vraiment patriotique, a repréfenté au Gouvernement la néceffité de donner à la découverte des contre - poifons la même

____

(d) Ibid. *tome II, page 28.*

authenticité qu'aux travaux de M.ʳˢ Sage &
Bucquet, fur les Afphyxies. Le bien public
étoit l'objet des vœux de l'Académie ; elle
ne pouvoit manquer de les voir exaucés.

On n'a rapporté dans ce *Précis* aucune
des expériences qui ont conduit à la découverte des contre-poifons, parce qu'elles
ne font point effentielles à la guérifon des
Malades, & que d'ailleurs la plupart étant
fondées fur la Chimie, ne font point à
la portée de tous les Lecteurs. Ceux qui
defirent les connoître peuvent avoir recours
à l'Ouvrage des contre-poifons.

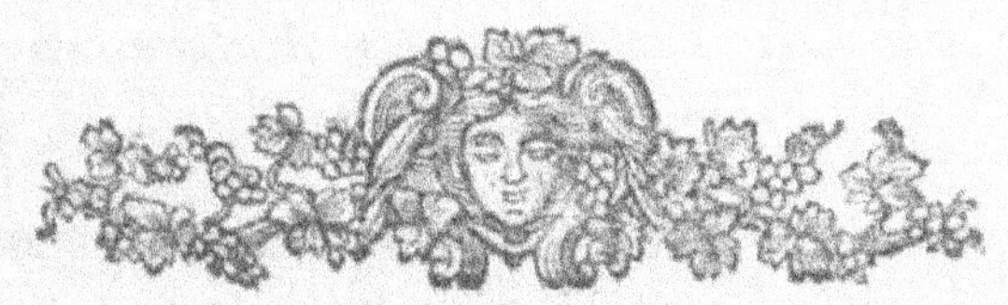

TABLE

De ce qui est contenu dans ce Précis.

PRÉCIS

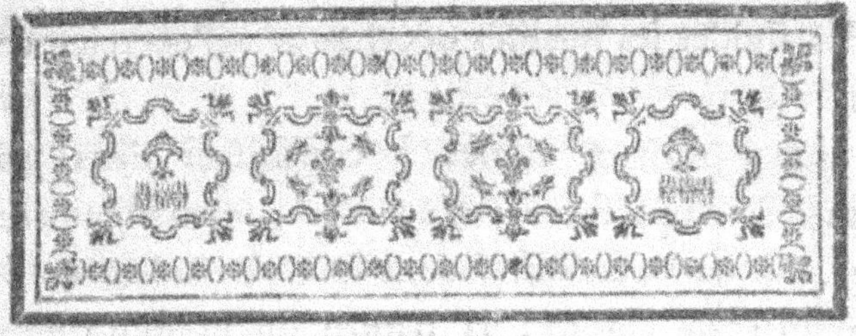

PRÉCIS

DES

MOYENS DE SECOURIR

LES PERSONNES EMPOISONNÉES

par les Poiſons corroſifs.

PREMIÈRE PARTIE.

*Vues générales ſur les Poiſons, & ſur la
manière de traiter les Empoiſonnés.*

LES Poiſons ſont des ſubſtances qui tendent
à détruire les corps animés où elles ſont
introduites, & dont les plus petites doſes peuvent
y produire de grands déſordres, ſoit en attaquant
l'organiſation des ſolides, ſoit en détruiſant dans

A

les fluides les qualités néceffaires à l'exercice de
la vie.

Il y a deux chofes à confidérer dans un
malade empoifonné ; d'un côté , le changement
phyfique occafionné dans le corps animé fouf-
frant ; de l'autre , la nature du poifon qui a
opéré ce changement : ce font les deux fources
des indications curatives. Il faut auffi confidérer
que l'économie animale pourroit être également
détruite par les fubftances même qui feroient
oppofées directement à la nature du poifon dont
elle feroit infectée. Le principe admis que *les
contraires fe guériffent par les contraires*, doit donc
être ici foumis à quelque modification. Ces
premières confidérations établies , l'indication
curative eft renfermée principalement dans les
trois objets fuivans.

Il s'agit premièrement de réprimer l'action
des poifons , & même de changer leur nature ,
s'il eft poffible, en les combinant avec d'autres
fubftances ; fecondement, de les expulfer hors
du corps ; troifièmement , de réparer, autant
qu'il eft poffible , les défordres qu'ils ont
occafionnés dans la ftructure organique des
parties. On eft même fouvent obligé d'aller
promptement au-devant des ravages trop rapides
des poifons , avant de s'occuper des moyens

d'en changer la nature. Il réfulte de ces points
de vue, deux fortes de traitemens, la méthode
palliative & la méthode curative. Rien n'eft
plus connu que la méthode palliative ; elle met
en ufage les boiffons abondantes, le lait, les
huiles, les mucilages ; quelquefois elle fuffit
pour opérer la guérifon, parce que les efforts
de l'économie animale venant à fon fecours,
font rejeter des premières, & quelquefois des
fecondes voies, les fubftances vénéneufes qui
s'y étoient introduites. Le Médecin fe trouve
alors déchargé du foin de corriger le poifon,
fon miniftère fe réduit à réparer, autant qu'il
eft en lui, le mal produit par fon féjour. Mais
quand les molécules des poifons fe font fixées
fur les fibres des organes primitifs, & que,
portées par différens véhicules, elles fe font
infinuées dans leurs interftices, alors fi la Nature
n'agit pas puiffamment pour les faire fortir, fi
fes efforts font infuffifans pour les chaffer
entièrement, il eft indifpenfable d'avoir recours
à la méthode vraiment curative. Elle confifte,
ou à réveiller fortement la Nature pour la forcer
à fe débarraffer des molécules nuifibles qui ont
contracté adhérence avec le corps ; ou à détruire
l'action des parties vénéneufes, en les combi-

nant & les neutralifant, pour ainfi dire, avec des fubftances analogues, qui ont avec elles un rapport d'attraction & d'affinité, & que l'obfervation feule a pu découvrir.

La feconde efpèce de curation s'opère par les contre-poifons proprement dits, qui méritent peut-être feuls le titre de *fpécifiques*; mais malheureufement il faut convenir qu'on en connoît très-peu, que la découverte en eft fort difficile, & par conféquent rare & précieufe.

Les trois règnes qui partagent la Nature fourniffent des poifons; les différences qui caractérifent ces règnes, diftinguent auffi les poifons qui en fortent, & elles doivent être préfentes à l'efprit du Médecin obfervateur, lorfqu'il entreprend des recherches fur les fpécifiques qui les combattent.

Les poifons, comme toutes les autres fubftances, font beaucoup plus compofés dans le règne animal que dans le règne végétal, dans celui-ci, que dans le règne minéral; leurs principes conflitutifs deviennent par conféquent plus compliqués & plus exaltés fuivant cette gradation, à raifon de l'atténuation & de l'élaboration qu'ils ont fubis par le travail non interrompu de la Nature. Cette compofition, cette complication des fubftances vénéneufes préfente des obftacles plus ou moins grands aux recherches phyfiques & raifonnées fur les contre-poifons; & l'on peut établir pour principe, que la découverte des contre-poifons ou fpécifiques des fubftances vénéneufes, eft plus difficile dans le règne animal que dans le règne végétal; & dans celui-ci, que dans le règne minéral.

Si nous jetons un coup-d'œil fur les poifons animaux, nous apercevrons facilement la né-ceffité de ranger dans leur claffe, non-feulement les venins que les animaux ennemis de l'homme peuvent introduire dans fon corps, comme le *virus* de la rage, le venin de la vipère, &c. mais encore ceux qui fe forment, fe développent, fe propagent dans l'intérieur de l'homme; tels font les *virus* vénériens & les germes de beaucoup d'autres maladies. Parmi les poifons ou *virus* animaux, les uns fe développent avec la plus grande rapidité, & conduifent fouvent en peu de temps l'économie animale à fa deftruction; c'eft ainfi qu'agiffent le venin de la vipère, le *virus* de la pefte, celui de la petite vérole & celui de la rage. D'autres *virus* moins prompts & moins dangereux, laiffent le temps de les combattre plus à loifir; tels font le *virus* vénérien

& toutes les caufes des maladies chroniques *(a)*, que l'on attribue aux acrimonies & impuretés du fang : termes trop vagues pour donner des idées précifes fur leur nature.

Quelque dangereux que foient la plupart de ces *virus* animaux, il faut avouer que la Nature a plus de pouvoir contre eux que fur les poifons des deux autres règnes ; que fes forces réunies & le mouvement des fluides & des folides, augmenté par une fièvre aiguë, font dans plufieurs occafions, fuffifans pour détruire le poifon qui s'y feroit formé ou introduit, &

(a) Nous avons prouvé cette année aux Écoles de Médecine de Paris, dans une thèfe qui a pour titre : *An variis chronicis variæ hepatis fulphurej fpecies !* que les différentes efpèces d'*hepar - fulpharis* peuvent être employées avec fuccès pour combattre les différentes caufes des maladies chroniques.

Lorfque nous avons compofé cette thèfe, nous ignorions que M. Lorry faifoit ufage, dans fa pratique, de différentes préparations d'*hepar-fulpharis*. Il a bien voulu nous communiquer depuis la manière dont il les emploie. Il nous a dit en avoir obtenu les effets les plus heureux & les plus prompts dans beaucoup de maladies chroniques, fur-tout dans celles de la peau, dans les engorgemens vifqueux & graiffeux de l'épiploon des perfonnes qui font habituellement bonne chère & qui prennent peu d'exercice ; enfin ce favant Médecin de la Faculté de Paris, nous a certifié que *jamais il n'avoit vu d'accidens fuivre l'adminiftration prudente & éclairée des hepar-fulpharis*. Que n'apprend-on pas d'un homme tel que M. Lorry !

pour en dépurer la maſſe des humeurs ; ainſi nous ſommes récompenſés, par l'efficacité des efforts de la Nature & par l'abondance de ſes reſſources, de la diſette des ſpécifiques propres à combattre les venins qui ſe forment au-dedans de nous. A Dieu ne plaiſe cependant que nous veuillons préſenter la découverte des contre-poiſons animaux comme impoſſible, & détourner les Savans de s'en occuper ; mais il falloit faire apercevoir combien il eſt difficile d'en obtenir la connoiſſance parfaite. Car que d'illuſions ne peut-on pas ſe faire ſur cet objet ! Nous ſommes aſſurément bien éloignés de décider la manière dont agiſſent les remèdes qui ont eu le plus grand ſuccès juſqu'ici. Sont-ils vraiment ſpécifiques des *virus*, ou ſe bornent-ils à atténuer les humeurs ! L'impreſſion vive que pluſieurs d'entr'eux produiſent ſur les ſolides, n'eſt-elle pas ſouvent la ſeule cauſe de leur efficacité ! Ce ſont des problèmes dont le temps & de nouvelles découvertes pourront ſeuls donner la ſolution.

Si du règne animal, nous portons notre vue ſur le règne végétal, quelle immenſité de recherches à faire ne préſentent point au Médecin les poiſons qu'il fournit, & les contre-poiſons qu'on peut leur oppoſer ! Malgré la diverſité des poiſons végétaux quant à leur nature & leur manière d'agir , diverſité très-ſenſible lorſque l'on obſerve les effets des pavots, des ciguës , des *ſolanum* , des *thymelea* , de la noix vomique , de l'aconit , &c. Ces végétaux vénéneux ont cependant tous entr'eux un point de réunion ; leurs principes ſortis de l'inertie propre au règne animal, & développés par le mécaniſme inconnu de l'organiſation végétale , obtiennent un degré conſidérable d'atténuation qui les approche de la ſubtilité des principes des *virus* animaux ; d'un autre côté ils ne ſont pas encore aſſez éloignés du règne minéral , pour avoir dénaturé tous les principes qu'il leur a fournis ; on en retrouve même pluſieurs par l'analyſe chimique , qui ſont reſtés preſque intacles , tels que les ſels fixes & les principes terreux ; ainſi les poiſons végétaux occupent, comme toutes les autres ſubſtances de ce règne , un milieu plus ou moins déterminé entre les ſubſtances vénéneuſes du règne animal, & celles du règne minéral; l'aclion organique a donc en général plus de priſe ſur eux que ſur les poiſons minéraux , & moins que ſur les *virus* animaux. Mais ſi nos organes ſont plus impuiſ-ſans pour corriger par eux-mêmes les poiſons végétaux , qu'ils ne le ſont à l'égard des *virus* animaux, il eſt auſſi moins difficile à l'Art de trouver des correctifs efficaces de leurs qualités nuiſibles ; auſſi nous voyons qu'on eſt parvenu, par les lumières de la Chimie, réunies à celles de l'obſervation médicinale, à corriger pluſieurs ſubſtances vénéneuſes du règne végétal, & à les convertir ſans danger à l'uſage de l'homme malade & même en ſanté. La préparation du pain des Nègres d'Amérique en eſt, parmi beau-coup d'autres, une preuve frappante *(b)*.

Si la compoſition & la complication des prin-cipes dans les poiſons du règne végétal & du

---

(b) Cette ſubſtance nutritive, connue ſous le nom de *pain de Madagaſcar*, & appelée par les Nègres d'Amérique *caſſave* ou *manioc*, s'obtient d'une plante vénéneuſe qu'ils nomment *manioth*. La racine fraîche de cette plante & le ſuc qu'on en exprime ſont de violens poiſons. Mais le marc qui réſulte de cette racine après l'avoir exprimée fortement, n'a plus aucune mauvaiſe qualité, & ſert d'aliment journalier comme le pain. On connoît en France pluſieurs perſonnes qui en font uſage. Cette ſubſtance nutritive a l'avantage précieux de ſe conſerver très-long-temps ſans s'altérer. Nous en avons mangé qui avoit plus de vingt ans. Le degré conſidérable de deſſiccation auquel cet aliment eſt réduit, ne permet pas de le manger ſec ; on l'humecte pour cette raiſon avec du bouillon, ou de l'eau, ou du lait, en y ajoutant un peu de ſucre. Il nous a paru agréable au goût, mais d'une ſaveur moins douce que les alimens tirés des graines céréales & légumineuſes.

règne animal, font des obſtacles très - conſidé-
rables à la découverte des contre-poiſons ſpécifiques qu'on pourroit leur oppoſer, il s'enſuit
donc que ceux du règne minéral préſenteront
moins de difficultés; car toutes les ſubſtances
de cette claſſe ſont infiniment moins compoſées
que celles des deux autres, & s'approchent beaucoup de la ſimplicité élémentaire; mais à meſure
que nous nous éloignons d'un danger, nous
ſommes ſur le point de tomber dans un autre;
obſervons donc & prévoyons de loin les écueils
contre leſquels nous pourrions échouer.

Premierement, les ſubſtances minérales ne
peuvent pas ſubir de vraies combinaiſons avec
les principes de nos humeurs; c'eſt particulièrement ce qui en fait le danger, elles éludent
l'action de nos organes, & ceux-ci ne peuvent
point les aſſimiler à notre ſubſtance; cependant
lorſqu'elles ſont ſolubles dans les fluides, elles
pénètrent juſque dans les ſecondes voies, mais
elles n'en ſubiſſent preſque aucune altération,
à raiſon de l'inflexibilité & de la rudeſſe de leurs
principes : on retrouve dans les évacuations
beaucoup de ſels neutres que l'on prend intérieurement, auſſi intacts que s'ils n'euſſent point
paſſé dans l'économie animale, témoin le ſel
marin dont les urines ſont ſi chargées, &c.

En un mot, la Nature n'a pas d'autre moyen d'éviter les mauvais effets qui pourroient résulter du long séjour des substances minérales dans l'intérieur du corps , que de les rejeter dans le même état qu'elle les a reçues.

Secondement, les substances composées de ce règne, ne le fussent-elles que de deux ou trois principes, le sont avec plus d'adhérence que dans les deux autres règnes ; il faut par conséquent des moyens plus puissans pour les décomposer , & ces moyens sont quelquefois en très-petit nombre dans la Nature, ou bien l'Art est obligé de les former lui-même.

Troisièmement , les substances propres à produire cet effet correctif, ont encore deux inconvéniens ; elles sont presque toujours minérales , & participent par conséquent à la rudesse des substances de ce règne & à leur incompatibilité avec l'organisation animale ; elles peuvent même être autant & plus nuisibles que les substances dans lesquelles on veut opérer une commutation de principes.

On doit faire l'application de toutes ces considérations aux poisons minéraux, avant que d'en chercher les contre-poisons ; elles ont dirigé mon père dans la multitude d'expériences qui l'ont conduit aux découvertes précieuses dont le Gouvernement s'empreſſe de faire jouir les citoyens.

Quoique nous ne puiſſions conſidérer aucun poiſon minéral comme abſolument ſimple, il y en a cependant que nous nommons ainſi, en les comparant avec d'autres poiſons plus compoſés.

Les poiſons minéraux les plus ſimples que nous connoiſſions, ſont les ſels vraiment acides & alkalis; ils ont une telle tendance à ſe combiner, qu'il y a très-peu de ſubſtances dans la Nature dont ils ne ſoient les diſſolvans par la manière rapide avec laquelle ils les pénètrent; leur action eſt plus ou moins vive, ſelon qu'ils ſont plus ou moins concentrés : ſi elle n'épargne ni les ſubſtances minérales, ni les ſubſtances végétales, il n'eſt pas étonnant qu'elle corrode & détruiſe les fibres animales avec la plus grande promptitude. L'utilité de ces ſels corroſifs dans les Arts, & leur uſage eſſentiel dans la Chimie, qui les emploie comme pierre de touche d'une infinité de ſubſtances, exige qu'on leur accorde un certain cours dans le commerce. Il en réſulte cependant, malgré les plus ſages précautions, des empoiſonnemens accidentels : (on a beaucoup d'exemples de perſonnes empoiſonnées avec de l'eau forte) s'il ne s'agiſſoit alors que d'adminiſtrer des correctifs de ces poiſons, on donneroit conre les acides des alkalis, & conre les alkalis des acides juſqu'à ſaturation ; mais le remède, tout ſpécifique qu'il ſeroit, pourroit devenir un véritable poiſon.

A l'égard des poiſons minéraux que nous appelons *compoſés*, par comparaiſon avec les premiers, ils ſont en très-grand nombre, & forment quelquefois des *ſurcompoſés* en ſe combinant entr'eux. Les uns ſont le produit de l'art, les autres doivent leur exiſtence aux combinaiſons ſecrètes qui ſe font dans les entrailles de la Terre.

Suppoſons que chacun de ces poiſons ſoit formé de deux principes : ou bien l'un des deux eſt nuiſible, ou ils le ſont l'un & l'autre, ou le mixte qui réſulte de leur union, porte le même caractère nuiſible par le *modus* dont ils ſont combinés, abſtraction faite de la qualité des principes malfaiſans qui ſervent à le compoſer. Quels ſont, dans ces trois ſuppoſitions, les moyens que l'on doit employer pour corriger efficacement le poiſon compoſé ? Il eſt important de les connoître.

Premièrement, ſi la qualité dangereuſe du mixte ne réſulte que de ſa combinaiſon, il faut déſunir les deux principes combinés : pour lors, le moyen qui peut opérer cet effet, eſt le véritable contre-poiſon.

Secondement, les deux principes combinés étant conſidérés féparément, il faut examiner ſi l'un des deux eſt pernicieux par lui-même, ou s'ils le font l'un & l'autre ; alors il eſt indiſ-penſable de parer à ces inconvéniens. On y parviendra, en neutraliſant les principes malfai-fans, par de nouvelles combinaiſons avec des ſubſtances qui détruiſent l'activité des compoſans vénéneux.

Troiſièmement, ſi les principes unis ou déſunis ne deviennent malfaiſans, qu'à raiſon de leur mélange & de leur ſolubilité dans nos humeurs ; ce qui empêchera l'un & l'autre, ſera un vrai contre-poiſon.

La voie des doubles & même des triples affinités chimiques eſt le véritable & peut-être l'unique moyen de réuſſir dans ces différens procédés ; c'eſt auſſi celle que mon père a mis en uſage avec le plus grand ſuccès. Pour cet effet, il a cherché premièrement à s'aſſurer de la nature & du caractère des ſubſtances véné-neuſes qu'il ſe propoſoit de combattre ; ſecon-dement, il a porté ſes vues ſur les ſubſtances qui pouvoient corriger le plus efficacement les principes nuifibles des poifons, en les foumettant à un des trois moyens énoncés ci-deffus.

Les Savans & les perfonnes verfées dans la Chimie, peuvent lire, dans l'ouvrage des Contre-poifons, les réfultats des expériences qui ont été faites fur les *hepar-fulphuris* combinés avec les poifons corrofifs, elles y verront la folution des problèmes chimiques les plus intéreffans pour l'humanité, & la découverte des vrais antidotes des poifons corrofifs.

Mais la jufte application de ces contre-poifons dans les empoifonnemens, eft certainement ce qui intéreffe le plus chaque citoyen en particulier : cet objet effentiel nous a engagé à extraire du Traité des Contre-poifons & à publier féparément la méthode curative propre à chaque empoifonnement ; elle formera la feconde Partie de ce Précis : nous la terminerons par les formules des différens *hepar-fulphuris* & du *baume de foufre favonneux* propres à la guérifon des empoifonnemens produits par les minéraux corrofifs. Ces fubftances antivénéneufes qui font des compofitions chimiques, doivent être préparées avec beaucoup de foin, & pour plus de fûreté, dans les Pharmacies. Nous avons lieu d'efpérer que le Gouvernement qui donne tous les jours aux citoyens de nouvelles preuves de fon zèle pour leur confervation & pour leur bonheur, voudra bien ordonner auffi que les Apothicaires de la capitale & de tout le royaume préparent les différentes efpèces d'*hepar-fulphuris* & le *baume de foufre favonneux*, conformément aux formules qui leur font deftinées, & dont nous joignons ici les compofitions & les procédés exacts.

SECONDE

SECONDE PARTIE.

MOYENS PARTICULIERS de remédier aux empoisonnemens occasionnés par les Poisons corrosifs.

CHAPITRE PREMIER.

Traitement des Malades empoisonnés par l'Arsenic.

LES premiers effets de l'Arsenic pris intérieurement, sont de jeter les Malades dans un grand accablement, accompagné de chaleur, de douleurs sourdes dans l'estomac & dans les entrailles, & d'une altération excessive ; il leur survient ensuite des vomissemens énormes, des sueurs froides, des angoisses, des anxiétés ; le ventre s'aplatit & se resserre ordinairement ; le pouls est toujours petit, serré & concentré, comme il arrive dans les vives douleurs d'entrailles. Il succède à ces premiers accidens de violentes évacuations de ventre, sur-tout si l'arsenic a été pris sous une forme liquide ; ils éprouvent aussi des syncopes, des lypothimies, des tensions de bas-ventre, & les malades périssent

B

en peu de jours. S'il arrive que la dofe du poifon n'ait pas été confidérable, qu'il ait été fondu dans quelques liquides, que la perfonne foit forte, qu'elle ait rendu, par haut & par bas, la plus grande partie de l'arfénic, elle furmonte ces premiers effets vénéneux & paroît devoir y furvivre ; mais lorfqu'une quantité de parcelles arfénicales fe font infinuées dans le fang, elles le tiennent dans un état de trouble continuel, en agaçant, en irritant les fyflèmes artériel, nerveux, membraneux & mufculeux, en un mot, tous les folides & le cœur lui-même ; puifque cet organe vital éprouve alors de violentes palpitations. Tous ces défordres font fuivis d'un tremblement univerfel ; enfin les malades tombent dans un état de maigreur & de confomption, qui fe termine par une mort prefque inévitable.

Le Médecin appelé au fecours des malades empoifonnés par l'arfenic, doit, pour les traiter avec fuccès, s'informer depuis quel temps ils ont avalé le poifon, à quelle quantité, s'il étoit en fubflance ou fous une forme liquide.

Les informations faites, il faut dès les premiers inflans, fi l'arfenic a été pris en fubflance, faire boire au malade une grande quantité de lait froid, ou feulement un peu tiède, ce liquide ayant la propriété de ralentir la fonte de la poudre arsénicale, & d'en modérer la corrosion. Bientôt les vomissemens qu'occasionnera l'action de quelques parcelles du poison sur les membranes de l'estomac, feront rendre avec le lait des portions non dissoutes de la poudre arsénicale : il est donc inutile & même dangereux de donner à cet effet aucun émétique. Si les vomissemens tardoient trop à se déclarer, il seroit à propos de faire avaler quelques substances grasses, telles que de l'huile, du beurre frais, de la crême, & de donner immédiatement après plusieurs verres d'eau alkalisée tiede, c'est-à-dire, de l'eau dans laquelle on auroit fait dissoudre par pinte, soit à chaud, soit à froid, un demi-gros de sel alkali de tartre ou de soude.

Au lieu des substances grasses & d'eau alkalisée, que l'on pourroit ne pas avoir sous la main, il sera également utile de faire fondre dans de l'eau chaude du savon rapé, à la dose d'un ou deux gros par pinte, & d'en faire boire au malade.

Après ces premiers secours, on se hâtera de se procurer de l'*hepar-sulphuris martial*, fait par fusion, de préférence aux autres *hepar*, quoiqu'ils soient aussi de très-bons contre-poisons.

On fera fondre un gros de cet *hepar* dans chaque pinte d'eau bien chaude, & le malade en boira abondamment : comme ce liquide est très-désagréable, on aura l'attention d'y ajouter du sucre, ou du sirop de capillaire ou de guimauve. Si cependant quelques malades ont une grande répugnance à boire de ces *hepar* liquides, on leur en prescrira en substance, soit en bols, soit mêlés avec de la confiture non acide ; on leur fera boire par-dessus chaque prise de cinq ou six grains d'*hepar*, un gobelet d'eau bien chaude.

De quelque manière que l'on prenne ce contre-poison, soit sous forme liquide, soit sous forme solide, on doit le réitérer à chaque quart-d'heure, même plus souvent, sur-tout si le poison excite des vomissemens, & il faut continuer jusqu'à la cessation entière, ou au moins une diminution considérable des grands accidens.

Lorsque l'on pourra se procurer de l'*hepar-sulphuris martial*, soit par fusion, soit par détonation, on sera dispensé d'avoir recours à beaucoup d'autres moyens curatoires moins efficaces, quoique très-utiles, détaillés dans l'Ouvrage des contre-poisons.

Nous devons observer que les *hepar-sulphuris*,

& à plus forte raifon les autres fecours qui doivent en précéder l'ufage , ne font falutaires que quand ils ont été adminiftrés avant que le poifon ait eu le temps de cautérifer les entrailles & d'y former des efcarres profondes : car rien ne peut réparer la deftruction ni remplir les ouvertures que produit néceffairement, dans les tuniques de l'eftomac & des inteftins , la chute de ces efcarres, comme l'expérience l'a prouvé.

Les acides que beaucoup de perfonnes ont regardés comme de bons contre-poifons de l'arfenic , font au contraire très-nuifibles. En effet il eft démontré que les fubftances oppofées aux acides , favoir , les alkalis , rendent la diffolution de l'arfenic plus douce , & qu'ils ont un rapport & une affinité directes avec l'arfenic ; ce qui prouve l'exiftence d'un puiffant acide dans ce poifon , & en même temps les mauvais effets qui doivent réfulter de l'ufage des acides pour combattre l'action corrofive de l'arfenic.

Ainfi le vinaigre , la limonade , le petit lait qui s'aigrit fi facilement , bien loin d'adoucir & de modérer l'action vénéneufe de l'arfenic , ne font que l'augmenter. Ce feroit fe tromper fur la véritable indication, que d'employer des rafraîchiffans de cette nature, fous prétexte que le malade reffent une grande chaleur dans les entrailles ; ils ne peuvent devenir utiles que quand toutes les parties arsenicales font détruites & emportées : dans cette circonflance même, leurs bons effets confiflent à corriger & à réprimer l'acrimonie de la bile cyflique que la violence des vomiffemens a forcée de fortir de fon réfervoir, & de paffer dans le duodenum, & c'eft à tort qu'on les a confidérés comme des correctifs de l'arfenic.

La thériaque eft encore plus contraire ; loin de diminuer les effets vénéneux de l'arfenic, ce remède les aggrave au point que les autres fecours les mieux indiqués, les plus fagement adminiflrés, deviennent de nul effet, & que les malades périffent plus promptement & dans de plus cruelles douleurs : on peut s'en convaincre par un exemple rapporté dans l'ouvrage des Contre-poifons. Six perfonnes étoient empoifonnées par l'arfenic : on leur a donné pour premier remède de fortes dofes de thériaque, & elles font mortes dans des douleurs inouïes. Les autres fecours véritablement antivénéneux, n'ont pu que modérer les fouffrances de ces infortunés, & reculer le terme de leur deftruction.

Lorfqu'on a émouffé, décompofé, détruit, en totalité ou pour la plus grande partie, le

(23)

poifon arfenical , d'après les moyens indiqués ,
il faut emporter , par degrés & avec ménagement ,
tous les marcs & dépôts qui fe trouvent dans
le canal inteftinal. Les moyens qui conviennent
ici ; font les eaux de caffe & de manne , unies
à de l'huile d'amandes douces , dont on variera
les dofes proportionnellement aux effets , aux
tempéramens & aux autres circonftances ; fi
cependant l'action de l'arfenic avoit produit des
évacuations fuffifantes , comme il arrive ordinairement , alors l'ufage du lait & des boiffons
adouciffantes , chargées légèrement de mucilage
de guimauve & de graine de lin , feroient les
feuls remèdes qui refteroient à faire.

Comme on ne doit négliger aucune efpèce
de fecours dans de telles circonftances , on peut ,
outre les moyens que l'on vient de propofer ,
employer les fomentations onctueufes & muci-
lagineufes fur toutes les régions du bas-ventre ,
ainfi que fur tout le corps , en faifant prendre
des bains de même nature.

Lorfque le fujet eft fort & vigoureux , il
faut pourvoir aux inflammations , aux phlogofes
qui fuccèdent à des irritations auffi violentes
que celles que caufe l'arfenic dans un corps
animé : ainfi , après avoir employé les premiers
inftans où les effets de l'arfenic fe manifeftent,

à combattre directement fon action corrofive ,
par les remèdes propofés & modifiés felon l'intenfité de l'action du poifon & l'époque de
l'empoifonnement, il faut faire quelques faignées
du bras , proportionnées à la violence des accidens, aux forces du malade & à fa délicateffe.

S'il fe joint à l'inflammation du bas-ventre,
des embarras dans le cerveau , comme il ne
feroit pas prudent de pratiquer la faignée du
pied , celle de la jugulaire doit alors remédier
à l'affection de la tête ; le bas-ventre fe trouvera
également foulagé , particulièrement quand on
aura déjà défempli les vaiffeaux par une ou deux
faignées du bras : il eft néceffaire d'appliquer
fur cette région les fomentations émollientes ,
& de les renouveler fouvent , comme nous
l'avons obfervé.

Les demi-bains tièdes procurent beaucoup
de foulagement aux malades ; il faut donc les
employer fans délai, y laiffer les malades des
heures entières , & y revenir très-fréquemment.
On peut leur donner dans le bain les autres
fecours , les y laiffer vomir , & faire toute
efpèce d'évacuation, en obfervant de changer
d'eau en temps & lieu , & de bien laver la
baignoire , pour en enlever les parties vénéneufes que les malades auroient pu y dépofer.

Un autre genre de médicament très-propre à favoriser les bons effets de la méthode curatoire que l'on propose, est l'usage des doux narcotiques, de l'*opium* même & de ses préparations, administrés avec prudence; rien de plus propre à faire tomber les orgasmes, les spasmes, les irritations, les ébranlemens impétueux des nerfs & de tout le système des solides, qui ont été mis aux plus violentes épreuves par l'action corrosive de l'arsenic.

Il est à propos de mettre ensuite les malades à l'usage du lait pour toute nourriture, pendant un temps suffisant : ce fluide alimentaire s'opposera aux désordres que les parcelles arsenicales, insinuées dans le sang, produiroient sûrement dans toute l'économie animale, & il remédiera à la maigreur & au marasme qui suivent inévitablement de tels empoisonnemens; il ne sera pas moins utile pour modérer les tremblemens qui succèdent aux autres accidens, & qui affligent toutes les parties du corps.

Il ne faut cependant pas se borner à l'usage du lait qui est insuffisant pour remédier d'une manière complette, aux désordres subsistans, tels que les mouvemens convulsifs, les accès épileptiques & les tremblemens universels qui surviennent à ceux qui ont échappé à la première action de l'arsenic pris intérieurement : on doit, sans interrompre le lait, faire boire fréquemment, & même donner pour boisson ordinaire, de l'eau imprégnée d'un *hepar* fin & léger, tel que l'*hepar martial* simple, fait par détonation, ou l'*hepar martial calcaire*, préparé de la même manière, selon les procédés qui se trouvent à la fin de ce Précis. Les *hepar* contiennent des parties sulfureuses d'une très-grande finesse, & tellement divisées, qu'elles peuvent pénétrer tous les ordres des vaisseaux, même les plus petits d'entre les capillaires, & agir d'une manière efficace sur tous les atomes arsenicaux qui s'y sont insinués.

Si les malades sont en état de voyager, il faut les envoyer aux eaux thermales chargées d'*hepar* sulfureux, telles que celles de Bourbon-l'Archambaut, de Barége & d'autres de cette qualité ; ils en boiront abondamment, ils s'y baigneront & même en recevront les douches, dont la propriété est de faire pénétrer ces eaux dans le corps par les pores de la peau, de vaincre les obstacles qui peuvent s'y rencontrer, & de déplacer les parcelles hétérogènes qui se sont fixées dans les endroits les plus éloignés du centre du mouvement vital.

Lorsque les malades ne pourront aller aux

fources des eaux thermales , il fera facile de leur
procurer des fecours à peu-près femblables , foit
par les bains domeſtiques , foit par les douches,
foit par les boiſſons , au moyen des préparations
fulfureuſes dont on a démontré l'efficacité ,
& communiqué les procédés : on fera fondre
pour chaque bain cinq ou fix onces de bon
hepar calcaire fait par fuſion , dans un muid
d'eau bien chaude ; on placera le malade dans
cette eau graduée à la chaleur de 18 à 24
degrés du thermomètre de Reaumur , après lui
en avoir fait tomber une partie ſur le corps en
forme de douche : cette même eau ne pourra
fervir que deux ou trois fois , parce que les
eaux, foit naturelles, foit factices, qui contiennent
de l'*hepar-fulphuris* , en perdent la qualité à l'air
libre , & plus l'*hepar* eſt fin , plus il fe diſſipe
promptement. Pour ce qui eſt de l'uſage intérieur, il ſuffit de faire fondre dans chaque pinte
d'eau chaude un ou deux gros d'*hepar martial
calcaire* préparé par la détonation, & d'en faire
boire le matin à jeun une pinte ou deux avec
un peu de fucre , & même dans la journée
pour toute boiſſon s'il eſt poſſible. Il faut éviter
de donner du vin & toute eſpèce de boiſſons
acidules : les malades ne refuſeront pas de prendre

à leurs repas la boisson sulfureuse que nous proposons, en la rendant plus légère, & en la
donnant froide. De cette manière, elle n'aura
rien de révoltant pour le goût.

On a déjà fait usage des *hepar-sulphuris* avec
un succès constant, dans plusieurs empoisonnemens occasionnés principalement par l'arsenic
& par le vert-de-gris ; il y a tout lieu de croire
qu'on en obtiendra des effets aussi heureux,
toutes les fois qu'ils seront administrés assez
promptement & conformément à la méthode
proposée : rien n'est plus propre à le persuader
que l'observation suivante. Elle prouve en même
temps combien est dangereux l'étain non purifié
à raison de l'arsenic qu'il contient (*d*), indé-
pendamment de ses autres alliages qui le font
aussi, mais beaucoup moins, & combien les
hepar-sulphuris, & sur-tout l'*hepar martial*, font
spécifiques dans les empoisonnemens arsenicaux.

« Le 14 Juillet 1778, la veuve Cagnon,
» âgée d'environ quarante ans, deux de ses
» enfans, âgés l'un de dix ans & l'autre de
» deux, se trouvèrent attaqués subitement de
» violentes douleurs d'entrailles accompagnées

(*d*) L'étain commun contient par once environ un gros
d'arsenic, ainsi que l'a démontré M. Margraf.

de vomissemens énormes & très-fréquens : «
appelé à leur secours (c'est l'Auteur des «
Contre-poisons qui parle) j'ai trouvé ces «
trois malades couverts de sueurs froides & «
collantes, ayant le pouls concentré & défail- «
lant, le ventre dur & fort douloureux, la «
respiration courte & difficile, rendant par «
bas des déjections forcées, séreuses & glai- «
reuses; ils éprouvoient tous trois une chaleur «
& une altération inextinguible, & rejetoient «
sur le champ, par le vomissement, tout ce «
qu'ils buvoient. A l'inspection de ces malades, «
il me fut facile de juger qu'ils étoient em- «
poisonnés; mais pour leur administrer des «
secours utiles, il étoit important de connoître «
quel étoit le poison qu'ils avoient pris. Je «
soupçonnai, d'après la violence des symp- «
tômes, que c'étoit l'arsenic : les perquisitions «
que je fis, servirent à m'en convaincre. J'appris «
que la mère & les deux enfans avoient mangé «
des pois verds, cuits dans du beurre fondu. Je «
découvris qu'il séjournoit depuis long-temps, «
dans ce beurre, une cuiller d'étain. M'étant «
fait apporter le pot de beurre où étoit encore «
la cuiller; je la trouvai noire & enduite par- «
tout d'une couche butireuse qui étoit fort «
rance : l'on apercevoit sur cet instrument «

» des empreintes de corrosion qui prouvoient
» que le beurre avoit attaqué ce métal par son
» acide, & qu'il s'étoit chargé par conséquent des
» parties arsénicales ; je demeurai convaincu que
» l'empoisonnement étoit causé par l'arsénic de
» la cuiller d'étain, d'autant plus qu'un troisième
» enfant de douze à quinze ans, qui n'avoit
» point mangé de pois, fut exempt de tout
» accident *(e)*.

» La nature du poison dominant étant cons-
» tatée, j'ai fait prendre en boisson aux trois
» malades, de l'*hepar-sulphuris martial* que j'ai
» fait préparer sous mes yeux par un Apothi-
» caire : afin de le rendre moins désagréable
» & plus facile à prendre, sur-tout aux deux
» enfans, je l'ai fait couper environ par moitié
» avec du lait, en y ajoutant un peu de sucre ;
» on en donnoit ainsi aux trois malades à chaque
» quart-d'heure, une quantité proportionnée à
» leur âge. Ce remède a opéré d'une manière si
» prompte & si frappante, qu'au bout de cinq ou
» six heures les douleurs & les vomissemens ont
» cessé chez les deux enfans que j'avois trouvés

(e) On lit dans l'Ouvrage des contré-poisons, *tome I.*
page *299*, l'histoire d'un empoisonnement de ce genre, causé
par du sucre qui avoit séjourné long-temps dans un sucrier
d'étain.

presque expirans. Ils ont ensuite dormi quelques «
heures, & je les ai jugés hors de tout danger : «
on a continué la boisson d'*hepar - sulphuris* «
martial, de la même manière pendant vingt- «
quatre heures, & à des distances plus éloignées «
pendant deux autres jours, au bout desquels «
ils se sont trouvés dans leur état naturel, «
buvans, mangeans & agissans à leur ordinaire. «
A l'égard de la mère, comme elle avoit mangé «
beaucoup plus de pois que ses enfans, elle «
ne s'est trouvée hors des grands accidens & «
en sûreté pour sa vie, qu'au bout de trente «
heures : quatre jours de traitement l'ont rendue «
à ses enfans & aux affaires de son ménage. J'ai «
terminé la cure de ces trois malades par de «
doux purgatifs ; ils jouissent actuellement de «
la plus parfaite santé *(f)*.

(f) Une personne de l'Art ayant ouï la lecture de cette observation à l'Académie de Châlons, nous a proposé quelque temps après les objections suivantes : Comme le desir de connoître le vrai, est le seul motif qu'ait eu en vue ce Citoyen zélé & scrupuleux en fait d'observations, & qu'il ne s'est point présenté avec un esprit de critique ni de parti, nous nous faisons un plaisir de lever ses difficultés.

Première Objection. « Est - il bien vrai que les trois personnes dont il est fait mention (une mère & deux «
enfans) aient été empoisonnées pour avoir mangé des pois «
cuits & accommodés avec du beurre fondu, où il avoit «

» L'expérience la mieux conſtatée met donc
» aujourd'hui le ſceau du vrai à une découverte
qui

» ſéjourné une cuiller d'étain ? Les ſymptômes rapportés,
» ſont-ils bien univoques ? L'état de l'atmoſphère, la grande
» ſéchereſſe & la chaleur qui ont régné pendant deux à
» trois mois, ne ſont-ils pas la vraie cauſe des accidens
» qu'ont éprouvé ces malades, d'autant qu'il y a eu pendant
» ce temps des perſonnes qui ont été attaquées de violentes
coliques, & quelques-unes de vomiſſemens ! »

Seconde Objection. « Une cuiller d'étain, en la ſuppoſant
» chargée d'arſenic, peut-elle opérer un ſi prompt & ſi violent
» empoiſonnement ! Si l'on admet qu'elle pèſe deux onces,
» & que chaque once contienne environ un gros d'arſenic,
» comme l'ont démontré M. Margraf & d'autres Savans,
» peut-il y avoir eu une ſuffiſante quantité d'arſenic diſſout
pour empoiſonner auſſi violemment ! »

Troiſième Objection. « La portion arſenicale contenue dans
» le beurre, ne doit-elle pas s'être décompoſée en bouillant
avec les pois ! »

Quatrième Objection. « N'étoit-elle pas même dans le cas
» de ſe diſſiper par la chaleur, puiſque l'arſenic eſt très-
volatil par ſa nature ! »

Réponſe à la première Objection. Il ſera toujours facile
aux Médecins conſommés dans la pratique, de diſtinguer
les coliques bilieuſes, même les coliques inflammatoires, des
douleurs d'entrailles & des autres ſymptômes qui ſont les
effets des poiſons corroſifs pris intérieurement. Si deux ou
trois ſymptômes conſidérés ſéparément, peuvent faire illuſion
& induire en erreur, leur réunion avec les autres emporte
preſque toujours conviction. Dans notre obſervation, toute
une famille, après avoir mangé des pois en commun,
reſſent,

qui doit être précieuse pour l'humanité, «
puisqu'elle peut sauver la vie à nombre de «

---

ressent, subitement & en même temps, de violentes douleurs
d'entrailles, accompagnées de vomissemens énormes; ces
empoisonnés sont tout couverts de sueur froide & collante,
ils ont le pouls concentré & défaillant, le ventre est dur &
très-douloureux au toucher, la respiration est courte & difficile;
chacun d'eux rend par bas des déjections forcées, séreuses,
glaireuses; ils sont tourmentés d'une chaleur excessive & d'une
altération inextinguible, qui paroît être le caractère distinctif des
empoisonnemens causés par l'arsenic; enfin ils rejettent sur le
champ, par le vomissement, tout ce qu'on leur fait boire.
Un seul de la famille, qui n'a point mangé de ce légume,
se trouve exempt de tout accident: une affluence de monde
est témoin de cet évènement malheureux. Que faut-il de
plus pour constater un empoisonnement!

Réponse à la seconde Objection. Un grain d'arsenic est
plus que suffisant pour empoisonner mortellement. Or l'on
conçoit aisément que l'acidité d'un beurre rance, où a
séjourné plusieurs mois une cuiller d'étain qui pouvoit
contenir, d'après le calcul de M. Margraf, plus d'un gros
d'arsenic (même en supposant un tiers d'alliage de plomb
avec l'étain) doit en avoir dissout plusieurs grains pendant
un aussi long séjour, en n'attaquant même que la surface
de la cuiller. Qu'y a-t-il donc d'étonnant que des pois cuits
& accommodés avec le beurre dont la cuiller d'étain étoit
enduite, aient empoisonné les personnes qui en ont mangé!
La possibilité est démontrée, & une malheureuse expérience
l'a constatée.

Réponse à la troisième Objection. L'arsenic n'a pas la propriété de se décomposer par l'ébullition.

Réponse à la quatrième Objection. De ce que l'arsenic est

C

» citoyens , & leur éviter les tourmens affreux
» que caufent inévitablement les poifons cor-
» rofifs , foit pris intérieurement comme dans
» l'obfervation précédente , foit paffés dans le
» fang par les pores de la peau , comme il eft
» arrivé à des malades auxquels des gens auffi
» téméraires qu'ignorans , ont appliqué des
» topiques arfénicaux fur des cancers & fur
d'autres tumeurs. »

---

très-volatil de fa nature , il ne s'enfuit pas que la chaleur de l'ébullition foit fuffifante pour le volatilifer & le diffiper. On fait qu'il faut un feu fixe & actif pour en forcer l'éva- poration & la fublimation. Cependant , comme l'objection a quelque chofe de fpécieux , & que plufieurs perfonnes s'en font laiffées éblouir , nous avons diffous parfaitement dans quatre onces d'eau , & foumis enfuite à une ébullition foutenue dans un vaiffeau de verre , vingt-quatre grains d'arfenic. Rien ne pouvoit mieux imiter la cuiffon humide des ragoûts & des viandes. L'eau s'eft évaporée totalement, & il eft refté au fond du vaiffeau toute la fubftance arfé- nicale bien sèche , & exactement du poids de vingt-quatre grains.

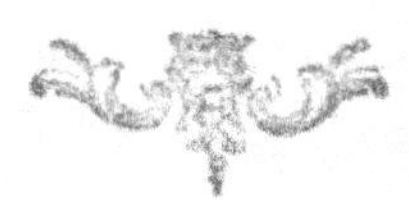

CHAPITRE SECOND.

Traitement des Malades empoisonnés par le Sublimé corrosif.

ON doit ranger le sublimé corrosif dans la classe des poisons les plus actifs & les plus meurtriers ; ses funestes effets ne font que trop connus ; si sa qualité vénéneuse en se manifestant plus promptement & plus facilement, le rend moins insidieux, il agit aussi avec plus de célérité sur les organes animés. Les douleurs que ses pointes corrosives occasionnent, sont plus aiguës que celles que cause l'arsenic, la cautérisation des chairs en est plus rapide, & la mort plus prompte.

L'eau est le premier remède que l'on doive employer contre le sublimé corrosif, parce qu'elle dissout très-facilement ce sel métallique ; un grain de sublimé corrosif, fondu dans une cuillerée d'eau, est à la vérité, capable de ronger & de détruire les organes vivans ; mais son effet est presque nul, quand il est étendu dans plusieurs pintes de ce liquide : lors donc que quelqu'un a eu le malheur d'être empoisonné par le sublimé, il faut lui faire boire sur le champ, une grande quantité d'eau ; il n'eſt pas moins néceſſaire à meſure qu'il vomit, de continuer à lui en faire prendre, ſi on veut lui ſauver la vie, & l'on doit inſiſter ſur cette boiſſon aqueuſe, juſqu'à ce que les accidens ſoient conſidérablement diminués : on peut donner d'abord l'eau froide pour ne pas perdre de temps ; on la fait tiédir enſuite, afin qu'elle fonde plus exactement toutes les parcelles corroſives qui peuvent exiſter en ſubſtance. Mais comme on a remarqué que le ſublimé en ſe fondant dans l'eau, la blanchit, ſur - tout celle de puits, à cauſe des parties terreuſes & ſéléniteuſes qu'elle contient, il eſt à propos d'y ajouter un peu d'eau - de - vie, environ une cuillerée, ſur une ou deux pintes d'eau ; par ce moyen la diſſolution du ſublimé s'y fera plus parfaitement, & ce peu d'eau-de-vie qui y entrera, loin de nuire, rendra la boiſſon antiſeptique & plus propre à réſiſter aux effets de la cautériſation.

On ſe gardera bien de donner dans les premiers momens des ſubſtances graſſes, ce ſeroit mettre le malade dans l'impoſſibilité de guérir ; ſi l'on émouſſe un peu par ce moyen l'activité de cette ſubſtance corroſive, ce n'eſt que pour quelques inſtans, & elle ne tarde pas à reprendre ſon action, l'eau n'ayant plus de prife fur ce poifon à caufe des parties graffes dont il feroit enduit : on ne pourroit plus par conféquent efpérer d'en détruire les mauvais effets & de l'entraîner hors du corps.

L'eau, quoique bonne dans les premiers inftans, n'eft cependant pas un remède fuffifant, elle ne fait qu'affoiblir le poifon en lui donnant plus d'étendue ; d'ailleurs elle en facilite la pénétration dans le fang, fur lequel il produit des effets que l'on doit beaucoup redouter ; il faut donc, pendant que l'on fait boire plufieurs pintes d'eau, pour fatisfaire à ce qu'il y a de plus urgent, recourir à des fecours plus efficaces, fi l'on veut détruire véritablement l'action corrofive du fublimé.

Ces fecours confiftent d'abord dans l'ufage de l'eau alkalifée ; cette eau n'eft pas auffi puiffante fur le fublimé que fur l'arfenic, parce que l'union d'un alkali falin avec le fublimé, forme un précipité confidérable qui n'eft pas entièrement exempt de corrofion ; il en eft de même des alkalis terreux, tels que la craie de Champagne, les terres bolaires ou figillées, prifes en fubftances, ou délayées dans de l'eau : ces moyens foulagent à la vérité les malades, mais ils ne fuffifent pas pour détruire toute l'activité du poifon.

Il faut donc recourir aux *hepar*, qui ont une action très-puissante pour décompofer le fublimé corrofif, en s'uniffant au mercure par leur foufre, & à l'acide marin par leur partie alkaline, foit terreufe, foit faline, & encore plus efficacement par la partie ferrugineufe contenue dans l'*hepar martial*. On peut donc être affuré qu'au moyen de l'eau légèrement alkalifée, & de l'ufage des *hepar-fulphuris*, de l'*hepar martial* particuliérement, qui eft préférable aux deux autres, on opérera une décompofition complette du fublimé corrofif, & qu'on en détruira les effets vénéneux s'ils font employés avec célérité. Ils doivent s'adminiftrer de la même manière & avec les mêmes précautions que dans le traitement de l'arfénic.

On doit enfuite porter fes vues fur l'état de phlogofe & d'inflammation, que la première action du corrofif laiffe inévitablement dans les entrailles ; on a recours pour cet effet aux moyens antiphlogiftiques, aux délayans émulfionnés, mucilagineux, huileux, laiteux, affoupliffans de toute efpèce : on emploie auffi avec prudence les bains, les fomentations, les embrocations, &c.

Il devient néceffaire de placer enfuite les minoratifs les plus doux, tels que ceux de caffe, de manne, l'huile d'amandes douces, afin d'emporter par les felles toutes les matières nuifibles & hétérogènes dont l'eftomac & le canal inteftinal font furchargés.

CHAPITRE III.

Traitement des Malades empoifonnés par le Vert-de-gris.

EXPOSONS d'abord, en peu de mots, les principaux accidens qui furviennent aux perfonnes empoifonnées par le vert-de-gris; les fymptômes ne tardent pas ordinairement plus de trois ou quatre heures à fe déclarer. Dans les premiers inftans le malade éprouve au creux de l'eftomac un fentiment de douleur affez vif, auquel fuccèdent bientôt des coliques d'eftomac & d'entrailles, il vomit ce qu'il a mangé, il rend enfuite beaucoup de bile épaiffe & *ærugineufe* avec des efforts & des angoiffes exceffifs, le bas-ventre s'aplatit par la contraction fpafmodique des mufcles de cette région, les extrémités, tant fupérieures qu'inférieures, font fouvent agitées de mouvemens convulfifs accompagnés de douleurs très-aiguës, le malade fe plaint de bourdonnement dans les oreilles & de mal de tête violent , il lui furvient enfin des défaillances , des fueurs froides , des hoquets convulfifs , &c.

Quoique le vert - de - gris agiffe toujours à peu-près de la même manière fur nos organes , & que fes pernicieux effets ne varient que par le plus ou le moins d'intenfité des fymptômes , le traitement doit cependant être relatif à la manière dont le poifon a été pris , & aux fubftances dans lefquelles il étoit diffout.

Les acides font les diffolvans les plus puiffans du cuivre , & c'eft avec le fecours d'un acide que l'on convertit ce métal en vert-de-gris ; ainfi dans le cas où l'on auroit pris du vert-de-gris en fubftance , il faudroit fe comporter de la même manière que lorfqu'on a pris ce poifon , formé par le féjour d'un acide quelconque fur le cuivre.

S'il y a peu de temps que le vert - de - gris eft avalé , on doit adminiftrer dans les premiers inftans des vomitifs ftibiés , afin d'emporter par de fortes fecouffes la majeure partie du poifon ; on fait boire , après les premiers vomiffemens , de l'eau pure en grande abondance & froide , pour foutenir le ton des organes & pour éviter dans les liquides l'agitation qu'une boiffon chaude peut occafionner : les malades rendent

par le vomiffement ce liquide à mefure qu'ils
l'avalent ou prefque auffitôt après , par un effet
de la propriété vomitive du vert-de-gris.

Quand les vomiffemens commencent à fe
ralentir , on paffe à l'ufage de l'eau alkalifée
par l'addition d'un alkali volatil , de préférence
à un alkali fixe , à caufe de la rapidité avec
laquelle l'alkali volatil diffout le vert - de - gris,
même à froid : s'il arrive qu'on ne trouve point
fur le champ d'alkali volatil , il eft facile de s'en
procurer promptement en faifant fondre du fel
ammoniac dans de l'eau , où l'on ajoute un alkali
falin fixe. Cette eau , ainfi alkalifée , a l'avantage de rendre les parcelles du vert - de - gris
plus propres à recevoir la combinaifon du foufre
des *hepar* que l'on adminiftre enfuite ; l'*hepar*
calcaire eft celui qu'on doit préférer , fur-tout
fi on a fait préalablement ufage de l'eau alkalifée
avec de l'alkali volatil.

Si l'on eft obligé de combattre l'action du
vert-de-gris lorfqu'il a féjourné long-temps dans
le corps, il eft indifpenfable de fuivre une autre
méthode : dans ce dernier cas, il faut faire prendre
au malade beaucoup d'*hepar-fulphuris*, foit calcaire,
foit alkalin fimple , foit alkalin martial , très-
étendu dans de l'eau chaude ; la dofe eft d'un
gros par pinte, l'on peut y ajouter du fucre

pour en corriger la mauvaise saveur. Si le malade
ne peut prendre les *hepar* en solution , on les
lui donnera en pilules ou en bols ; on fera boire
immédiatement après chaque prise , un verre d'eau
chaude & sucrée , & on continuera l'usage de
cette boisson jusqu'à la cessation des accidens.

Si cependant l'on soupçonne encore quelques
parties cuivreuses non dissoutes dans les entrailles,
& qui n'aient point été emportées par les vomissemens , il sera nécessaire de recourir à l'eau
alkalisée avec l'alkali volatil ; on en donnera
abondamment, & l'on reviendra ensuite à l'usage
des *hepar*.

Lorsque les principaux accidens de l'empoisonnement sont dissipés , il faut évacuer par de
doux minoratifs , les dépôts formés dans les
premières voies , par les décompositions du
vert-de-gris & des *hepar :* on doit prescrire
ensuite aux malades des alimens doux & laiteux
pour toute nourriture, au moins pendant quelque
temps ; si les douleurs occasionnées par le poison
sont considérables & les spasmes violens , on
ne peut se dispenser d'employer un traitement
antiphlogistique , dirigé avec prudence , en
continuant de faire usage en même temps des
contre-poisons : le plan curatif proposé contre
les empoisonnemens causés par l'arsenic , offre

des moyens qui peuvent également trouver ici leur application.

S'il reste des tremblemens après la guérison, comme il arrive souvent, les malades doivent faire usage des eaux thermales sulfureuses, tant en bain & en douche qu'en boisson ; nous en avons observé plusieurs fois de bons effets.

Il arrive fréquemment que le vert-de-gris s'insinue dans les alimens, & passe dans le corps à la faveur d'une substance grasse qui a servi à le dissoudre ; il faut remarquer que les huiles & les graisses n'ont pas besoin de bouillir dans le cuivre pour le mettre en solution, elles le développent au contraire, & se chargent bien davantage de ce métal lorsqu'elles ne font qu'y séjourner & y macérer, pour ainsi dire, à une chaleur douce ; il est donc évident que les Cuisiniers qui laissent leurs ragoûts dans les casseroles sur un feu doux, pour les entretenir chauds jusqu'au moment du service, font positivement ce qui est le plus capable d'imprégner les alimens de vert-de-gris.

Les baumes de soufre font les vrais contre-poisons du vert-de-gris, dissous par les graisses & pris intérieurement avec les alimens. Celui qu'on trouve chez tous les Apothicaires sous le nom de *baume de soufre térébenthiné*, peut être employé utilement dans ce cas, mais comme il a une très - mauvaise odeur, nous propoſons une compoſition d'une autre eſpèce, qui eſt moins déſagréable & plus efficace ; elle eſt à la fin de ce Précis, ſous le nom de *baume de ſoufre ſavonneux.*

Il ſuffit, dans ce genre d'empoiſonnement, de faire avaler de ce baume de ſoufre, en différentes quantités & à pluſieurs repriſes, étendu dans un peu d'huile d'olive chaude ; on pourroit également le donner en bol, & faire boire par-deſſus de l'huile d'olive pure & chaude, qui le diſſoudroit parfaitement dans l'eſtomac, & le mettroit en état d'agir ſur les parties vénéneuſes du vert - de - gris uni aux graiſſes. Ce remède attaquera non - ſeulement les parcelles cuivreuſes qui ſeront dans les premières voies, mais encore celles qui auront pénétré juſque dans les vaiſſeaux capillaires, en s'y inſinuant lui-même, & de cette manière il remédiera à une infinité de déſordres occaſionnés par les atomes vénéneux de cuivre, quand même ils ſeroient paſſés depuis long - temps dans les différens viſcères, avec les ſucs chyleux des alimens préparés dans le cuivre.

Si cependant le malade ſentoit encore trop de répugnance à prendre le baume de ſoufre favonneux , il faudroit en venir aux *hepar*, foit liquides , foit en bols ou en pilules ; obfervant de faire boire par-deffus chaque dofe, de l'eau chaude très-pure. Pendant l'action de ces remèdes , on fera des compreffions molles & alternatives avec les mains fur l'eftomac & fur le ventre : ces mouvemens forceront les fucs gaftriques , imprégnés de vert - de - gris , à fe combiner avec les *hepar* ou avec le baume de foufre , & l'on obtiendra par ce moyen la décompofition des parties vénéneufes qui s'étoient fixées dans les mailles des inteftins. Il ne reftera plus autre chofe à faire que d'expulfer hors du corps les parties hétérogènes qui feront flottantes dans les entrailles ; après cela on mettra les malades à l'ufage des nourritures laiteufes & adouciffantes.

CHAPITRE IV.

Traitement des Malades empoifonnés par les préparations du Plomb.

LE Plomb n'eft pas une fubftance corrofive par elle-même : ce métal en maffe n'a même rien de dangereux ; il peut féjourner dans les chairs

fans incommoder autrement que par fon volume.
Perfonne n'ignore que des balles de plomb
reftent fouvent des années entières dans des
parties charnues fans caufer aucune douleur :
ce métal produit cependant tous les jours de
pernicieux effets dans le corps humain, lorfqu'il
s'y eft introduit, foit fous forme de poudre
métallique, foit fous une forme à demi-foluble,
telle qu'eft la cérufe, qui eft un plomb feulement divifé par l'acide du vinaigre, foit
entièrement diffous dans le vinaigre, ou dans
les vins verds. Dans ces circonftances, il occa-
fionne des douleurs affreufes d'entrailles, qui
forment une maladie connue fous le nom de
colique de potier, ou *colique des peintres ;* mais
ces douleurs ne furviennent ordinairement que
long-temps après qu'on a avalé de ces parcelles
de plomb, & lorfqu'elles fe font fixées dans la
texture des inteftins : les effets du plomb ne
font donc pas auffi rapidement nuifibles & dé-
létaires, que ceux des autres poifons corrofifs
dont nous venons de parler, fon action eft au
contraire lente & tardive.

Lorfque l'on a bu une folution de plomb,
telle que du vin lithargiré, ou adouci avec la
litharge, une portion du métal fe précipite &
fe dépofe fur les tuniques de l'eftomac & des

intestins, & l'autre demeure dissoute. Les *hepar* décomposent parfaitement cette dernière portion ; ils n'ont pas à la vérité la même action sur la poudre métallique précipitée dans les pores du velouté intestinal, mais il est facile de la leur concilier. Le plomb se dissout aisément, il suffit de faire boire abondamment aux malades de la limonade, de l'oxymel ou même de l'oxycrat ; cette boisson chaude dissoudra la poudre métallique du plomb, soit qu'elle vienne de ses solutions précipitées, soit de la céruse, ou de toute autre préparation de plomb, & dès-lors on peut espérer d'en détruire tout le vénéneux par l'usage des *hepar*.

Quand toutes les parties métalliques seront parfaitement précipitées & combinées avec une grande quantité de molécules sulfureuses, elles ne pourront plus nuire : alors on les évacuera par de doux purgatifs, sur-tout après les avoir attirées dans les gros intestins par des lavemens adoucissans. Les moyens que nous proposons pourroient éviter aux malades attaqués de coliques de plomb, l'action des émétiques & des purgatifs violens que l'on emploie pour les combattre : car on peut dire, sans vouloir déprimer leur efficacité, qu'ils fatiguent toujours les personnes foibles & délicates, par les fortes secousses qu'ils leur occasionnent. L'usage en est cependant indispensable, & le succès heureux, lorsqu'on est obligé d'enlever les parties métalliques fixées trop fortement, ou depuis long-temps, dans les intestins ; ainsi que l'a prouvé M. Dubois, dans une thèse pleine d'érudition, soutenue, pour la première fois, aux Écoles de Médecine de Paris en 1751.

On doit, dans les empoisonnemens causés par le plomb, administrer les *hépar* en boissons ou en pilules, & même en bains, tels qu'on les a indiqués pour les autres poisons.

FORMULES & Manière de préparer les contre-poisons des Poisons corrosifs.

I.

Hepar-sulphuris Alkalin, par fusion.

Prenez Fleurs de soufre, *demi-once,*
Alkali de tartre, *demi-once.*

Mêlez le tout avec soin, placez le mélange dans un creuset, exposez-le à l'action d'un feu doux, pour y laisser fondre les substances mélangées, sans que le soufre s'enflamme ; lorsque la poudre est suffisamment fondue, retirez le creuset du feu, versez l'*hepar-sulphuris* encore en fusion, sur une table de marbre un peu huilée, laissez-le refroidir, cassez ensuite la masse par morceaux, & l'enfermez dans une bouteille bien sèche & chauffée pour en écarter l'air qui pourroit humecter cet *hepar.*

I I.

Hepar-sulphuris Alkalin martial, par fusion.

Prenez Fleurs de soufre, *trois gros,*
Alkali de tartre, *trois gros,*
Limaille de fer très-pure, *un gros & demi,*
Chaux vive, *un demi-gros.*

Préparez cet *hepar* de la même manière, que l'*hepar-sulphuris alkalin*, par fusion.

D

I I I.

Hepar-sulphuris martial, par détonation.

Prenez Fleurs de soufre,
    Nitre purifié en poudre,
    Limaille de fer bien pure & sans rouille,
    un gros de chaque.

Mélez le tout avec soin, faites détonner promptement le mélange par projections successives ; la déflagration étant finie, retirez sur le champ le vaisseau du feu, & couvrez-le exactement jusqu'à ce qu'il soit refroidi ; toutes circonstances importantes pour le succès de l'opération.

Prenez *un gros* de cet *hepar-sulphuris martial*, & versez dessus *deux livres* d'eau bouillante, pour en boire, comme il est indiqué dans le traitement. Cette détonation peut se faire chez le malade, promptement & fort commodément, sur une pelle à feu un peu rouge ; observant de plonger la pelle dans l'eau bouillante, aussitôt la déflagration finie : il est également important que le mélange de cette poudre soit récemment fait.

I V.

Hepar-sulphuris martial, avec addition de substance calcaire.

Ajoutez au mélange ci-dessus, *douze grains* de poudre d'écailles d'huîtres ou de coques d'œufs, & préparez cet *hepar* de la même manière que le précédent.

V.

Hepar-sulphuris calcaire, par la voie humide.

Prenez Chaux vive pulvérisée grossièrement,
 trois parties.
 Fleurs de Soufre, *une partie.*

Mettez le tout dans un matras, versez-y peu-à-peu de l'eau de pluie, jusqu'à ce que la chaux soit bien gonflée, étendez alors la masse dans cinq ou six fois son volume d'eau de pluie, faites bouillir légèrement le liquide à un feu de sable, filtrez-le chaud à travers le papier.

V I.

Hepar-sulphuris calcaire, par détonation.

Prenez Nitre purifié, *un gros*,
 Soufre commun, *un gros*,
 Poudre d'écailles d'huître non-calcinées ou
  de coques d'œufs, ou à leur défaut de la
  craie blanche, *dix-huit grains.*

Faites détonner le tout par projection, prenez *un gros* de la masse qui en résulte, & versez dessus *une livre* d'eau bouillante.

V I I.

Baume de Soufre savoneux.

Prenez très-bonne Huile d'olive, *demi-once*,
 Savon rapé, *demi-gros*,
 Fleurs de soufre, *dix à douze grains.*

Faites bouillir le tout , en remuant continuellement ; ce mélange s'épaissit en refroidissant ; mais en y ajoutant de la nouvelle Huile d'olive , on lui donne tel degré de fluidité qu'on juge à propos.

FIN.

EXTRAIT du rapport de M.^{rs} les Commiffaires de la Faculté de Médecine de Paris, qui fe trouve à la tête de l'Ouvrage des contre-poifons.

Nous avons été chargés par la Faculté, Mrs Malouin, Macquer, Defeffarts & moi, d'examiner un Ouvrage ayant pour titre : *Contre - poifons de l'Arfenic, du Sublimé corrofif, du Vert-de-gris & du Plomb*, par M. Navier, Médecin du Roi à Châlons - fur - Marne, & Correfpondant de l'Académie Royale des Sciences de Paris.

L'Auteur fait connoître d'abord la nature & les effets de chacun des poifons qui font l'objet de fon travail. Il cherche enfuite parmi les corps qui peuvent fe combiner avec eux par la voie humide, (la feule qui puiffe avoir lieu dans l'intérieur du corps humain) quels font ceux qui les corrigent le plus parfaitement. Les fubftances qu'il indique font faciles à fe procurer *& ne peuvent nuire en aucune manière*, comme la Faculté pourra s'en convaincre d'après le court expofé que nous avons cru devoir mettre fous fes yeux.

Cet expofé dont la fupériorité des lumières & la célébrité de M.^{rs} les Commiffaires nous difpenfe de faire l'éloge, eft ainfi terminé.

Nous ne fuivrons pas plus loin M. Navier dans le détail de fes expériences ; ce que nous en avons dit fuffit pour faire connoître que *ce Médecin a été guidé dans ces recherches, par les lumières de la plus faine Chimie & par la pratique la plus éclairée.* Nous avons répété avec foin la plus grande partie des expériences qu'il publie, & elles nous ont paru parfaitement exactes. Les talens de M. Navier & le defir qu'il a eu de fe rendre utile à l'humanité, nous ont paru devoir lui mériter l'approbation de la Faculté.

Délibéré aux Écoles de Médecine, ce 9 mars 1776. Signé *MACQUER, DESESSARTS, BUCQUET.*

APPROBATION de la Faculté de Médecine.

LE famedi 9 mars 1776, la Faculté de Médecine ayant entendu le rapport de M.rs Malouin, Macquer, Defeffarts & Bucquet, qu'elle avoit nommés pour examiner un Ouvrage qui a pour titre : *Contrepoifons de l'Arfenic, du Sublimé corrofif, du Vertde-gris & du Plomb*, par M. Navier, Médecin du Roi à Châlons-fur-Marne, & Correfpondant de l'Académie Royale des Sciences de Paris, a unanimement adopté le jugement de M.rs les Commiffaires, en applaudiffant au zéle de M. Navier, dont l'objet eft la confervation des citoyens.

Signé J. L. ALLEAUME, *Doyen.*

L'OUVRAGE des contre-poifons a mérité les fuffrages particuliers des Médecins les plus favans & les plus confommés en pratique. Il nous fuffit de produire celui de M. Lorry, cet illuftre Membre de la Faculté de Médecine de Paris, dont le nom feul fait depuis long-temps autorité en Médecine. Voici la manière dont il s'exprime fur cet Ouvrage dans une Lettre qu'il écrit à mon père.

EXTRAIT d'une Lettre de M. LORRY à M. NAVIER, Médecin à Châlons-fur-Marne.

M.ʀ

« C'EST certainement avec la plus grande avidité
que j'ai lû votre Ouvrage fur les contre-poifons. «
Je n'ai pas lû une page où je n'aie appris quelque «
chofe de nouveau, & où je n'aie admiré avec «
quelle fageffe vous rappelez les Sciences à des objets «
utiles. Si tous les hommes brillans qui s'en font «
mêlés avoient fuivi la même méthode, combien «
nous ferions avancés dans la partie de l'hiftoire de «
la Nature qui nous intéreffe le plus ! . . . . Je defirerois «
bien que le Gouvernement jetât les yeux fur de «
pareils travaux. . . . *Mais ici, jugés par les nôtres, nous* «
rencontrons trop fouvent des gens qui craignent les gens «
éclairés comme vous *. Recevez au moins les hom- «
mages de quelqu'un qui fent ce qu'il vous doit, «
jouiffez du bonheur que doit goûter un homme «
vertueux qui a employé fa vie à être utile. . . . . . «
J'ai l'honneur d'être, &c. *LORRY*, *D. M. P.* »

A Paris, ce 24 Septembre 1777.

---

* Les Auteurs du Journal de Médecine font les feuls qui, jufqu'à
préfent, aient accompli cette prédiction.